# En dag ur mitt liv....

Skriven av

Irene Hummelgård

Jag vill tillägna denna bok till mitt ex. som förolyckades i en trafik olycka ! Älskade Per ! Vi möts snart igen. Från din lilla ängel Irene

© Irene Hummelgård 2020
Förlag: BoD – Books on Demand, Stockholm, Sverige
Tryck: BoD – Books on Demand, Norderstedt, Tyskland
ISBN: 978-91-7851-832-6

Att lära sig att leva
med Parkinson är inte
en lätt uppgift. Svårt att
lära sig att acceptera
hur livet kommer  att
se ut hädanefter.   Här
kommer min berättelse
om sjukdomen och om
vänner, familjen och
om allt som jag råkade
ut för på vägen. Vi tar
det från början.....

Mitt liv var ganska normalt.  Hade träffat en kille från Polen. Vi hade förlovat oss. Och skulle nu köpa hus tillsammans. Hade jobb och liten bil VW Polo.

Jag bytte grupp och började jobba i Njurunda. Sen  Började

allt att hända !! Vi gjorde slut. Köpte en lägenhet. Och jag flyttade. Tills den där dagen kom.

När jag fick min diagnos , Parkinson. Det vände mitt liv totalt Visst hade jag varit mycket hemma och sjuk. Förstod inte varför jag fick ont i ländryggen. Man börjar väl få krämpor nu när man börjar bli till åren, tänkte jag. Jag hade städat åt kommunen i 23 år. Så det var väl inte så konstigt tyckte jag. Men sen kom skakningarna och stelheten. Min arbets-givare ville nu ha 1:a dags intyg hädanefter.

Samtidigt fick jag tid hos kommunhälsan för att få komma dit.

Och sjukgymnasten sa att det är inte normalt att skaka så Irene, sa hon. Hon bokade tid åt mig på vårdcentralen. Snabbt fick jag en remiss upp till sjukhuset. Där fick jag träffa en duktig

Parkinson läkare.  Som jag har haft sen dess ! Han misstänkte på en gång men sa först att han ville att jag skulle göra en röntgen på hjärnan, för  att vara säker.

Den röntgen  visade tydliga  tecken på att jag hade drabbats av Parkinsons sjukdom.

Jag hade nyss fyllt 41 år då jag fick min

diagnos. Hur kunde detta va möjligt ??

Frågade jag mig själv. Man brukar ju få Parkinson mellan 50-60 år ! Jag visste inte så mycket om sjukdomen. Så började jag läsa om den. Jag hade drabbats av en obotlig sjukdom.

Tårarna kom i mina ögon. Mina symptom som jag hade(nu när jag tänker efter) var ju så självklara, och då hade jag säkert symptom i ett helt år före diagnosen. Sen fick jag reda på att min mamma hade också Parkinson.

Men hon skakade bara på höger sida. Sen i släkten är det 5 st på min mammas sida som har Parkinson. Och jag blev den 5:e som fick det !! Så i mitt fall är det nog lite genetiskt.

Mina symptom hade nu eskalerat sig snabbt. Så jag fick börja med sprutor i magen och käka mer tabletter. (medicin)

Det gick inte så bra med sprutorna. Så jag fick prova duodopa pumpen. Detta blev en stor katastrof för mig.

Det första som hände var att när jag skulle

operera mig för
pumpen så lossnade
alla grejor i magen.
Vilket gjorde att
magsyra rann ut i
magen !! Och jag fick
hemska smärtor i
magen. Jag blev så
dålig  och hade så ont
att jag orkade inte
skrika ut min smärta !
Utan jag bara stönade

så ont hade jag.
Läkaren som opererade
mig kom upp till avd
och klämde mig på
magen. Jag måste
öppna dig igen, och se
vad som hänt, sa han.
Då visade det sig att
allt hade lossnat i
magen. Ingen bra
början för mig. Jag
hade förberett mig på

den här pumpen. Sen
fick jag åka hem. För nu
skulle jag lära mig och
leva med den här
pumpen. Det kändes
som att jag hade en
fotboja  runt foten jämt
! Jag skulle koppla

bort den  varje gång jag
skulle duscha och sen
koppla på den efteråt.
Skulle hålla rent i

slangarna, var den dagliga skötseln. Hämta ut kassetter (duodopa medicin) på apoteket. Hade ordinerats 1 kassett per dag ! Och dyr var dom. Samt att dom var kylvara, så man fick skynda sig hem och lägga dom i kylen. Sen fick jag ont i magen  igen. Fick fara in akut. Nu så hade slangen vikit sig. Så när dom hade rätat ut slangen vet ni vad som hände då ? Joo, jag fick för mycket medicin på en gång så  jag fick hallucinationer !! Och blev inlagd igen.

Näää, jag grät ! Så här ville jag inte ha det ! Alla sa att det kunde tillstöta komplikationer vid varje operation. Sen att jag led av himmelska smärtor i magen var det ingen som tänkte på och vad jag har fått genomlida för. Det kom en

duodopa sköterska från Göteborg och flög hit upp för att träffa mig. Hon pratade varmt om denna pump. Men det hjälpte inte mig. Jag sa till min läkare på sjukhuset att jag inte ville ha kvar pumpen. Jag vill göra en dbs-operation. Jag tjatade och tjatade , Till slut så fick jag klartecken att få komma upp till Umeå ! Det gav resultat. Jag ska säga er hur dålig jag blev när jag hade pumpen. Jag klarade inte mig själv längre! Jag fick hemtjänst 3 gånger på dagen ! Det går inte att beskriva vilken frustration jag fick. Jag var ledsen hela tiden och grät ! Jag som hade klarat mig själv hela tiden. Och nu helt plötsligt skulle jag få hjälp med duschning och allt ! När jag skulle ta bort den förbaskade pumpen gick det snett då också ! For in och skulle ta bort den. Vilket visade sig att pumpen hade slagit ut alla mina B-vitaminer i kroppen ! Så jag fick nervskador på händer och fötter ! Fick genast börja äta max dosen per dag.

Men jag var ju fri pumpen ! Vilken lycka !

Men att vara beroende av hjälp  av andra kändes inget vidare. Nu så började en kamp att klättra sig uppåt !  Jag fick verkligen kämpa mig tillbaka ! Allt som händer nu kan ju bara bli till det bättre.

Inget kan bli sämre än det jag har varit med om. Frustrationen som låg kvar i kroppen växte sig allt mer. Nu så hade jag tydliga symptom. Skakningar , stelheten, ont i ländryggen , krampen som alltid kom  på morgonen.

Gjorde hemskt ont ! Blev stillastående på golvet så kallad

"freezing" Så här dålig har jag inte varit nån gång. Jag befinner mig på botten,  men jag måste kämpa mig tillbaka !  Nu började en kamp.  Fick göra  en massa  tester uppe i Umeå. Första gången

fick jag inte göra
operationen för jag var
för deprimerad. Men
det var väl inte så
konstigt med tanke på
det jag hade varit med
om. Nästa gång jag fick
göra testerna så
klarade jag mig och fick
det efterlängtade
beskedet att jag hade
fått klartecken för att

göra den operation som jag längtade efter att få göra ! Morgonen vaknade jag med kramp i foten som vanligt. Man blir van smärtan till slut ! Jag kände ilska, förbannad var jag också ! Jag anmälde detta till Patientnämden. Fick inget gehör där heller.

Jag blev väldigt ledsen. Kändes som ingen trodde på mig. Min ilska finns där fortfarande när jag tänker på det !

Det är inte lätt att acceptera att man fått en obotlig sjukdom. Att lära sig leva med denna lömska sjukdom, kan va svårt. Jag har fått gjort en dbs-operation, vilket hjälpte mig väldigt bra ! Jag har ju fått mitt liv tillbaka. Att vara en oberoende individ , klara sig själv. Det är värt mycket för sin egen självkänsla ! Det har varit som en berg - och dalbana för mig. Men befunnit mig på botten länge nog ! Så jag har beslutat att allt bara kan bli till det bättre !! Visserligen byggdes Rom inte på en dag. Jag förstår att det tar tid att komma på rätt spår igen. Att sluta jobba, det var ingen tvekan om den saken. Det hade inte funkat med tabletter och sprutor som jag hade då. Som jag tog var tredje timma !! Jag tar fortfarande mediciner var tredje timma. Och strömmen är på hela tiden.(DBS )Skönt att slippa all den oförståelse som finns runtomkring denna sjukdom. Jag är med i Parkinson Förbundet. Där kan du prata med likasinnade, som förstår dina problem. Dom vet vad man pratar om..Och du behöver aldrig känna dig ensam. Det finns stöd, och dom kan ge dig råd. Humöret skiftar ständigt ! Jag hjälper min dotter så mycket jag orkar ! Jag hjälper min pappa så mycket jag orkar ! Men nu måste jag börja tänka på själv nu..Det kanske låter lite egoistiskt. Men man måste nog vara det vissa gånger.  Sen så har jag skaffat mig en hobby. Det är viktigt att pyssla med något ! Jag fick en målarbok för vuxna, av syrran och sen dess var jag fast !! Har målat över 300 bilder nu. Det är en avstressande hobby. Man får ett lugn inom sig. Jag har även börjat att meditera också ! En timma om dagen. Man får ett inre lugn. För det ska gud veta att det behöver man !! När jag mediterar så börjar jag med att klinga i min tibetansk klang skål !! Och sen sitter jag i en timme och mediterar. Annars så sitter man och funderar mycket. Grubblar på alla problem man har. Inte bra...

2020-05-19

Idag så har jag skramlat i hop saker som jag tänker sälja på Loppis. Det ska vara ett loppis här i HSB. Det kostar 20 kr , tror jag. Att få stå där. Ska höra med min dotter om hon hänger på. Loppisen ska vara en dag , den 30.

2020-05-22

Mitt barnbarn har fått diagnosen ADHD och autism ! Visst är det tråkigt men väldigt jobbigt för min dotter ! Jag förstår inte vad hon får sina krafter ifrån. Min ork finns inte där längre på grund av sjukdomen, Parkinson. Jag har köpt en bok som heter "Shaking Generation".

Handlar om en ishockey tränare som drabbades av en aggressiv variant av Parkinson. Hur livet förändrades radikalt för honom. Att kunna lyssna på kroppens signaler. Var uppmärksam. Det är en bok som är gripande, full av livslust, kämpar glöd och värme ! Så positivt tänkande har man svårt att förstå. Om man befinner sig på botten och är deprimerad. Men den här boken inspirerar mig och efter 10 -11 år som jag har haft Parkinson så ser jag fler möjligheter nu än då. Det är lätt och säga, men som man säger efter regn så kommer solsken !! Och det stämmer. Vem hade trott att man skulle drabbas av en obotlig sjukdom vid 42 års ålder.

2020-05-23

Det är exakt 9 års sen jag förlovade mig med Per på Höga Kusten ! Det var på min födelsedag år 2011 ! Jag fick en triss lott av syrran och  vann 60 kr och tog 2 st nya lotter. Och vann inget på dom !! Jag vill tacka min dotter och syrran för en fin födelse dag ! Fick jätte vackra rosor av min dotter !

2020-05-26

Rosorna är fortfarande lika vackra !! Jag byter vatten på dom varje dag. Ska spara dom så länge det går !Jag har varit lat idag. Har bara plockat undan lite och tagit reda på disken. Känner inte för att göra nåt alls idag.

2020-05-26

Jag väntar bara på att dom ska komma och byta ytterdörr. Så det blir klart nån gång ! Nu så är det klart ! Och nya postfack har vi fått. Det blir nog mycket lättare för brevbäraren nu. Nu slipper han springa i trappor längre.

2020-06-16

Jag har hjälpt min pappa att städa och nu så har jag tvättat klart åt honom. Självklart kommer jag att hjälpa honom så mycket jag kan !

2020-06-16

Idag så blir det lugnt. Tror jag ! Haha ! Med mig vet man aldrig ! Jag är ju en tvilling kvinna ! Jag är i ständig förändring hemma här ! Man vet aldrig vad jag hittar på !! En impulsiv tvilling är jag ! Hur mår jag idag då ? Jo, bara bra efter dbs operationen fick jag mitt liv tillbaka ! Jag sköter mig själv nu. Ingen hemtjänst ! Jag målar, städar åt min pappa och tvättar åt honom också !

Jag handlar själv. Jag tar promenader. Försöker att gå ner i vikt ! Så raska promenader brukar det bli !

Jag är positiv när det gäller framtiden ! Jag mår väldigt bra ! Det syns nästan ingenting på mig att jag har Parkinson. Men jag vet att det är en fortskridande sjukdom. Som gör att jag kommer att kräva mer ström och mediciner ! Men låt mig få njuta av livet och för stunden  så länge det går för jag vet att det kan skifta snabbt !

Så sköt om er !

Kram...Irene